# ブレインバンク
## 未来への希望の贈り物

編集：佐藤 諦吉
監修：加藤 忠史

アルタ出版

## はじめに　―ブレインバンクへの期待を込めて―

私がブレインバンクに関心を持つようになったのは、約15年前のことです。「ぜんかれん」誌に掲載された「つばめ会」（福島ブレインバンク賛助会）の記事を読んで、生前にブレインバンクに登録し、死んだ後には脳組織を研究してもらって、後世の精神疾患に苦しむ当事者の方々の診断や治療に役立つことができたら、と思うようになりました。しかし、「つばめ会」に登録されている方は、大半が統合失調症の方なので、双極性障害を含めたすべての精神疾患の方が登録するような全国規模のブレインバンクの設立が必要だと考えるようになったのです。

初めは、自分の脳組織が病理切片にスライスされると考えると、いくら死後に感覚はないと理屈ではわかっていても、なにかいたたまれない感じがしたのは正直なところです。

しかし、全国の精神疾患を研究する人達に自分の脳を役立ててもらい、病因や治療法を解明する礎になることを考えると、脳組織は切り刻まれても、自分は別の形で永く生き続けることができるのだと喜びを感じるようになりました。

16歳の時に双極性障害Ⅰ型を発症してから約50年間、私はこの病と付き合ってきました。治療薬にはリチウムやバルプロ酸などの気分安定薬がありますが、双極性障害を完全に治

す薬はなく、現在の医療では、ほぼ一生涯にわたって持続的に薬を飲み続けなければならないのです。しかしブレインバンクを整備して脳組織研究を進めることができれば、画期的な治療薬や診断法を開発する上で大きなブレークスルーになると思います。

私は2011年に発行された『脳バンク 精神疾患の謎を解くために』（光文社新書）で当事者の立場から分担執筆させていただいたことがあります。その中で「ブレインバンクへの登録は、一番に当事者自身がブレインバンクの意義を充分に理解した上での強い意思により初めて可能になることで、決して研究者サイドの強い要求とか遺族の意向が優先されてはならない」ということを書きました。この信念は今でもなんら変わってはいません。

私ももう60歳代後半、そして統合失調感情障害（双極型）を患う妻も70歳代となりましたので、生きているうちにぜひともブレインバンクへ生前登録したいと考えています。精神疾患の原因の抜本的な解明のために1日でも早い全国規模のブレインバンク設立に向けて、本書がその歩みを進める一助になることを願ってやみません。

佐藤　諦吉

目次

はじめに ーブレインバンクへの期待を込めてー ......... 2

鼎談 なぜブレインバンクが必要なのか？ ......... 5

ブレインバンク献脳登録者の声とご遺族の思い ......... 35

ブレインバンク ー人と人とをつなぐものー ......... 53

佐藤さんの熱意に思う ーあとがきにかえてー ......... 67

**鼎談**

# なぜ
# ブレインバンクが
# 必要なのか？

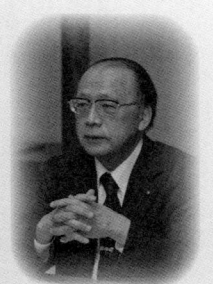

丹羽 真一 氏

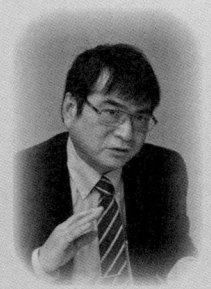

佐藤 諦吉 氏

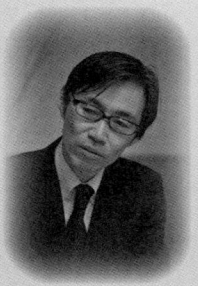

加藤 忠史 氏

# 精神疾患をもつ苦しみ

## 双極性障害の場合

**加藤忠史**（以下、加藤） 佐藤さんは双極性障害でさまざまなご苦労をされてきたと伺っています。これまでのことについて教えていただけますか。

**佐藤諦吉**（以下、佐藤） 私は双極性障害Ⅰ型の診断を受けています。

最初に発症したのは、16歳のときでした。うつ状態で登校できず高校を留年してしまったのですが、その後は再発することなく「ほぼ治った」と考えていました。でも、双極性障害は薬を飲み続けないと再発するということを知らずに過ごしてしまいました。大学・大学院では化学を専攻し、その後、代謝の研究がしたくて動物実験・ラジオアイソトープの実験ができる医学部で衛生学・公衆衛生学教室の助手を務めていました。学内の研究発表があったある日、スタッフの１人とちょっとしたことで大げんかしてしまったのです。今から思えば、そのときは躁状態だったのでしょう。その後、急激にうつ状態になり、３カ月間ほど寝込んでしまったのでしょう。

---

加藤忠史
（独）理化学研究所脳科学総合研究センター　精神疾患動態研究チーム　チームリーダー

佐藤諦吉
品川区精神障害者当事者会
年輪の会会長

双極性障害Ⅰ型：激しい躁状態とうつ状態を繰り返す特徴をもつ双極性障害の一つ。

まいました。回復後は自動車運転中に誇大妄想が出現しました。自分が偉くなったように思えて、映画の主人公のような気分で反対車線を走行し、正面衝突事故を起こしました。幸い大した事故ではなく、大怪我はしなかったのですが、車の免許を取り上げられてしまいました。

**丹羽真一**（以下、丹羽） それは大変でしたね。当時はどのような診断名だったのですか。

**佐藤** 大学病院で非定型精神病と診断されました。当時、すでに結婚して子どもがいましたから、回復後は母校の恩師に医学部生理学教室への就職を世話していただきました。しかし、思うような結果を出せず、論文を書くために徹夜して実験したりしました。無理がたたってうつ状態になってしまい、自殺念慮があったので3カ月ほど閉鎖病棟への入院を経験しました。退院後も少しずつ研究を続け、ようやく研究成果を学会発表することになったのですが、そのときに躁状態になってしまい、「自分は偉い」という誇大妄想が現れ、結局、社会的逸脱行為により研究職を解雇されてしまいました。研究は私の生きがいだったのにそれができなくなり、経済的にも困窮しました。障害年金だけではなかなか生活できませんし、職がないと「お前はダメだ」と社会的にレッテルを貼られ

---

**丹羽真一**
（公）福島県立医科大学
会津医療センター精神医学講座
特任教授

**非定型精神病**：統合失調症や双極性障害などの典型例に当てはまらない精神病を指す。急性に発症することが多い。

**社会的逸脱行為**：暴言を吐いたり、粗暴な振る舞いをしたり、社会の常識から外れた行為をすること。双極性障害では躁状態のときなどにみられることがある。

てしまうのです。そのような苦しみに耐えかねて何度も自殺未遂を繰り返し、最後は大量服薬でICUに担ぎ込まれ、生死の境をさまよっているとき、夢をみたのです。

加藤　どんな夢だったのですか。

佐藤　日本では「三途の川」といいますが、ギリシャ神話でも冥府への渡し船があって、その船頭はカロンといいます。それが夢の中に出てきて「まだあなたは現世でやるべき仕事があるはずだ」というのです。それを機に、回復後は自分と同じように精神疾患に苦しんでいる人たちとセルフヘルプグループを作ろうと思い立ち、神奈川県の相模原に「あしたば会」という当事者会を作りました。残念ながら、前の妻は私の当事者活動を理解してくれず離婚することになり、実娘2人とも別れざるを得ませんでした。その後、7年間ほどグループホームで生活しましたが、つらいうつ状態が続き、当事者会の活動は頓挫しました。

うつがひどくなると記憶障害が現れ、なにがなんだか分からない状態になっていました。会わない約束だったのに娘がいるマンションまで行って一晩泊めてもらったりして、結局入院しました。入院先で出会ったのが今の妻で、再婚して15年ほどになります。現在は「年輪の会」と

セルフヘルプグループ：共通の問題を抱える人たちが集まってそれぞれの体験や思いを話すことで悩みや苦しみを分かち合い乗り越えていこうとするグループのこと。当事者会とも呼ばれる。

いう当事者会を継続している状況です。

加藤　生死の境をさまよっているときに聞いた言葉から当事者会の活動に転じられたというのは、なんというか、感銘を受けました。

丹羽　そうですね。とても賢明な選択をなさったと思います。その後は安定した状態を維持しながら当事者会を継続されてきたわけですが、一番力になったことはなんでしょうか。

佐藤　やはり妻の存在ですね。再婚した妻は、統合失調感情障害（双極型）と診断されていますので、互いに分かり合えるのが一番だと思います。それに現在の主治医が的確に診てくださっていますので、安心して治療を続けることができています。

丹羽　再婚後は気分の顕著な変動は減ったのですか。

佐藤　最初の頃はそうでもありませんでした。当事者の連合会で全国大会などがあるのですが、司会役を務めて緊張したときなどに少し気分の変動がありました。

丹羽　そういうときはどういう対応をされるのですか。

佐藤　気分があまり高すぎるときは、仕方がないので抗精神病薬で抑えてしまうこともあります。

年輪の会：1975年（昭和50年）、東京都品川区の精神障害者セルフヘルプグループ「コロボックルの会」として結成された。その後「年輪の会」と名称変更した。
年輪の会ブログ
http://nenrinnokai-2.blog.so-net.ne.jp/

統合失調感情障害（双極型）：統合失調症の症状と気分障害の症状が同時に現れる病気。双極型は躁症状とうつ症状がみられる。

抗精神病薬：統合失調症薬物治療の中心となる薬。双極性障害の治療にも用いられる。

丹羽　それは自覚的にやっておられるのですか。

佐藤　そうですね。「あ、これは危ない」と。完全に躁状態になってしまうとコントロールがつきませんから、軽躁状態ぐらいのときに抑えておくのが大切だと思います。

丹羽　そういう風に自分をコントロールできるようになったのは、当事者会を運営していくために「自分がしっかりしなくてはいけない」という社会的な役割の自覚が影響しているのでしょうか。

佐藤　それはあると思います。また、規則正しく通院することも大切だと考えています。薬を処方してもらうだけでなく、たとえ短時間でも受診することで自分の様子は分かっていただけますから。

丹羽　要するに定期的に医師からフィードバックを受けるというわけですね。「あなたは今、こういう状態ですよ」と。

佐藤　ええ、そうです。

加藤　佐藤さんは、現在は病気を自覚してコントロールすることで落ち着かれましたが、仕事を失ったり、ご家族と別れなければならなかったり、大変つらいご経験をされましたね。

佐藤　双極性障害の躁状態で引き起こされる「社会的障害」は非常に大

きいと思います。失ったものは完全には戻ってきませんから。

佐藤 離婚のときはアルバイトをしていたのですが、肉体労働に耐えられなくて錯乱してしまいました。娘たちはお父さんが怖くて部屋に逃げ込んでしまいましたし、この病気の症状を理解してもらうのはなかなか難しいのです。それに、多くの友人たちとの付き合いも自分から避けるようになってしまいました。

加藤 症状が治っても、社会的な回復は難しい場合がありますね。

### 統合失調症の場合

加藤 今、双極性障害の苦しみについてご経験を伺いましたが、統合失調症の場合はいかがでしょうか。

丹羽 社会生活が障害されるという点では、双極性障害と同じだと思います。ただし、統合失調症ではコミュニケーションの力、あるいは現実認識の力に問題が生じますので、主に気分の変動が問題となる双極性障害とは異なります。

統合失調症の症状には、現実認識の力が障害された結果、幻覚や妄想が「体験」される、いわゆる陽性症状があります。一方で、意欲が乏し

社会的障害：双極性障害の躁状態では、高額な商品を購入してしまったり、上司に暴言を吐いたり、経済的損失や社会的信用を損なうような行動をとってしまうことがある。

統合失調症：幻覚や妄想、意欲の低下などの症状がみられる精神疾患。およそ100人に1人がかかるといわれている。40歳未満で発症することが多い。

くなる、感情の表出が平板になる、あるいは社会的な引きこもりになるなど、心理的・社会的な活動がしにくくなる陰性症状もあります。それに加えて記憶や注意、思考判断の機能などの認知機能が少しずつ障害され、社会生活を営む上で必要なさまざまな機能に問題が生じるといわれています。

統合失調症は心の病気であり、その背景には脳機能の故障があると考えられています。故障ですから回復は可能と考えられますが、回復には長期間かかる場合もあり、慢性化しやすい病気だといわれています。経過や再発しやすさという点で双極性障害と似ていると思います。初発から5〜10年の期間が再発しやすい時期で、再発が重度であったり、回数が多かったりすると脳に形態的な変化を引き起こすといわれています。ですから、その時期に再発させないようにすることが、長い目でみた統合失調症治療の眼目といえるでしょう。

統合失調症が初発する時期は思春期から青年期が多く、人生の中で生活の知恵や社会経験などを重ねていく重要な時期です。そういう時期に病気のために十分な経験を積むことができないと、二次的に社会生活に困難が生じることもあります。

陽性症状と陰性症状：陽性症状では幻覚・妄想、幻聴、思考の混乱、異常行動などがあり、陰性症状では感情や意欲の減退、思考力の低下などが知られている。

## 現在の薬物療法の問題点

**気分安定薬**

**加藤** 統合失調症も双極性障害も再発の予防が非常に重要な病気だという共通点があります。この2つの疾患の治療について少し考えてみたいと思います。

双極性障害治療の基本となる薬はリチウムで、これは100年以上前に発見され、60年ほど前に再発見される形で広く使われるようになりました。精神疾患の薬の中でも最も古いものの1つです。リチウムは躁やうつの予防に効果があり、現在でも治療の中心となっていますし、ほかにもラモトリギンやバルプロ酸、カルバマゼピンといった気分安定薬、あるいはオランザピン、アリピプラゾールといった抗精神病薬なども使

リチウム：代表的な気分安定薬。19世紀末から精神疾患の治療薬として用いられてきたが、20世紀半ばに抗躁作用が再発見された。

気分安定薬：おもに双極性障害の治療に用いられる薬で、リチウムや抗てんかん薬などがある。

われています。佐藤さんは実際にリチウムを服用されていて、この薬についてどのような印象をおもちでしょうか。

佐藤　双極性障害Ⅰ型で一番怖いのは、躁になることです。人生が吹っ飛んでしまうわけですから、躁を抑えることが一番重要で、躁とうつの両方に効果のあるリチウムはいい薬だと思います。ただし、リチウムは血中濃度のコントロールが難しく、濃度が低ければ効果が得られませんし、高ければ副作用が出てしまいます。以前の主治医にはきちんと血中濃度を測ってもらえませんでしたし、三環系の抗うつ薬も処方されていましたので、躁転してしまったのではないかと考えています。リチウムの副作用で一番困るのは手が震えて字を書けなくなってしまうことです。タブレット端末などは間違った場所を触ってしまったり、パソコンのマウスが震えてうまく使えなかったり、日常生活で非常に困っています。ぜひ、そういった副作用がない薬を開発していただきたいと願っています。それに、他の治療薬との飲み合わせの影響でリチウム濃度が上がって吐き気に悩まされるといったつらい思いをすることもありますから、そういった点も改良していただきたいですね。

丹羽　バルプロ酸やラモトリギン、カルバマゼピンはいかがですか。

三環系抗うつ薬：トフラニール、アナフラニール、トリプタノールなど、古くから使われている抗うつ薬。目のかすみ、のどの渇き、立ちくらみなど、副作用が強い。抗うつ薬は双極性障害の中でも、特に三環系抗うつ薬は躁状態を引き起こす危険性があるといわれている。

佐藤　以前はリチウムを単剤で使っていましたが、現在の主治医にバルプロ酸を処方していただくようになってから併用していて、単剤よりも症状が安定していると思います。カルバマゼピンは目が回る副作用が出て、私には合いませんでした。

○抗精神病薬

加藤　リチウムは双極性障害治療の中心的な薬とはいえ、佐藤さんがおっしゃるように副作用はありますし、中毒にもなりやすいので非常に扱いにくい薬であるといえます。丹羽先生、統合失調症治療の中心となる抗精神病薬の作用についてご解説いただけるでしょうか。

丹羽　抗精神病薬は、精神病症状を改善する薬です。精神病症状は、現実と現実ではないものを区別する「現実検討力」が障害された状態、具体的には幻覚や妄想といった症状を指します。平たくいえば、幻覚や妄想を改善するのが抗精神病薬といえるでしょう。

脳は、細胞と細胞が神経伝達物質を通じて信号をやり取りして働いていますが、統合失調症を含む精神病状態では、中脳辺縁系で主にドパミンと呼ばれる神経伝達物質の働きが過剰になっていると考えられていま

す。ですから、ドパミンの働きを抑えることで精神病症状を改善するというのが、抗精神病薬の作用機序といわれています。

先ほどリチウムの副作用の話がありましたが、抗精神病薬の場合も、いくつか懸念される副作用があります。昔から使われてきた抗精神病薬は定型抗精神病薬と呼ばれ、手の震えや動きが硬くなる錐体外路症状という副作用を生じやすい欠点がありました。そこで、副作用が少ない薬の開発が進められ、十数年前から第二世代の抗精神病薬、いわゆる非定型抗精神病薬が日本でも使われるようになりました。非定型抗精神病薬はドパミンの働きを抑えると同時に、セロトニンという別の神経伝達物質の働きも調節することで効果を発揮するといわれていて、定型抗精神病薬では十分な効果がないといわれてきた陰性症状や認知機能障害にもある程度の効果が期待されています。

精神疾患の治療薬には、患者さんが社会生活を送る上で妨げになっている心理的な障害、記憶障害、注意障害、実行機能障害をある程度改善することが期待されますので、今後、脳の病態解明を通して、より副作用が少なく効果が高い薬の開発が望まれます。

加藤　非定型抗精神病薬は陰性症状などにも効果が期待されるということ

神経伝達物質：脳内の神経細胞どうしで信号（刺激）のやり取りをするために必要な物質で数十種類が知られている。なかでも精神疾患に深く関連していると考えられているのがモノアミン類（セロトニン、ノルアドレナリン、ドパミンなど）である。これらの神経伝達物質の働きがなんらかの原因で過剰になったり、低下したりすることで精神症状が現れると考えられている。

中脳辺縁系：腹側被蓋野と側坐核を結ぶドパミン経路の一つ。

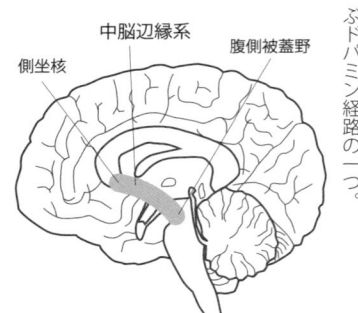

側坐核　中脳辺縁系　腹側被蓋野

16

とですが、この薬によって陰性症状がすっかり治るのでしょうか。

丹羽　なかなか厳しい質問ですね（笑）。残念ながらそうはいきません。陰性症状と一口にいっても、経験不足や社会的な環境によって二次的に引き起こされるものもありますから、陰性症状の治療については、薬物療法に期待できる部分と、心理社会的な働きかけやリハビリテーションの努力がないと改善が期待しにくい部分との両方があります。実際、非定型抗精神病薬の陰性症状に対する効果はまだまだ十分ではないというのが臨床家の率直な印象ではないでしょうか。今後、さらによい薬が開発されることが期待されます。

加藤　佐藤さんは当事者の立場から、抗精神病薬に対してどのような印象をおもちでしょうか。

佐藤　抗精神病薬の副作用に遅発性ジスキネジアというものがあります。これは自分の意思に関係なく口をモグモグさせたり、手足が勝手に動いたりするもので、なかなか治らない副作用です。私の妻は以前から少量の定型抗精神病薬を飲んでいましたので、この副作用に悩まされていました。そこで非定型抗精神病薬のアリピプラゾールに変えてみたところ、が血糖値が高くなってしまい、次にリスペリドンに変えてみたところ、

錐体外路症状：抗精神病薬を服用することで過剰にドパミンが抑制されて起きる副作用の一つ。遅発性ジスキネジア（次の脚注参照）のほかに、パーキンソン症状（手の震え、筋肉のこわばりなど）、アカシジア（じっと座っていられない）、急性ジストニア（手足のねじれ、眼球が上を向いてしまうなど）などが知られる。

遅発性ジスキネジア：抗精神病薬などを長期間使用することで出現する錐体外路症状の副作用の一つ。自分の意志とは関係なく、繰り返し唇をすぼめる、舌を左右に動かす、口を突き出す、勝手に手が動くな
る、口をモグモグさせどの症状がみられる。

17

今度は尿失禁や手、口の震えがひどくなってしまったのです。現在はアリピプラゾールに戻していますが、代謝内科とも相談して糖尿病の薬を増やしてもらうことで血糖値もコントロールできていますし、遅発性ジスキネジアも改善されています。

古いタイプの抗精神病薬は錐体外路症状の副作用が強いことは確かですが、新しいタイプのものでは錐体外路症状の副作用が多いと感じています。血糖値を上げず、さらに錐体外路症状も少なくなるような薬を開発していただきたいですね。

加藤　抗精神病薬は、基本的にドパミンを遮断する薬ですが、アリピプラゾールはドパミンを遮断すると同時に、少し刺激する作用をもっていますので、錐体外路症状の副作用を軽減できると考えられています。これは大塚製薬が開発した薬で、2013年にアメリカ国内で発売されたあらゆる薬の中で売上1位だったそうです。それだけ画期的な薬と受け止められてはいるのですが、陰性症状への効果は十分ではありませんし、糖尿病のリスクという問題も残っていますから、まだまだ完璧な薬とはいえません。

リチウムや抗精神病薬を含む向精神薬にはさまざまな副作用があるこ

定型抗精神病薬と非定型抗精神病薬…古いタイプの抗精神病薬は定型、または第一世代の抗精神病薬と呼ばれている。現在使用されているもののほとんどは新しく開発された非定型抗精神病薬で、リスペリドンは第二世代、アリピプラゾールは第三世代薬である。非定型は定型に比べて錐体外路症状の副作用が少ないとされている。

18

## 社会の無理解と偏見

**加藤** 精神疾患をもつ患者さんは「症状」「副作用」「無理解・偏見」という3つの苦しみを抱えているといわれます。これまで症状や副作用の苦しみについてお伺いしてきましたが、社会に理解されないことや偏見について、佐藤さんはどのようにお感じでしょうか。

**佐藤** ひとたび精神疾患で激しい症状を起こした当事者は、「落伍者」あるいは「失敗者」といった烙印を押されてしまいます。これは「スティグマ」とも呼ばれていますが、特に日本の社会は、1度でも社会的な不適格者とみなされてしまうと、「お前は失敗者なんだから」と再起する

とがメディアで取り上げられていて、一部には「薬が悪い」という論調もあるようですが、薬がなくなればいいのかというとそんなことはありません。薬が登場する以前の精神疾患をもつ患者さんへの対応というのは本当にひどく、思い出すのもつらい時代があったのです。「この薬が登場したことで社会生活を送れるようになった」と同時に「でも副作用もある」というのが現状の薬物治療といえるのではないでしょうか。

向精神薬：中枢神経に作用し精神機能（心の働き）に影響を及ぼす薬物の総称で、抗精神病薬、抗うつ薬、抗不安薬、睡眠薬などを含む。

スティグマ stigma：もともとは罪人や奴隷の体に押された焼き印や刺青のことを意味する。社会的弱者に対する否定的なイメージや差別・偏見を指す。

ことを認めてもらえません。それに、精神疾患は自分の意志で制御できないのに、自己コントロールができないとみなされ、「意志が弱い」「気が弱い」などといわれてしまうのです。「気持ちの問題だから乗り越えろよ」という人がいますが、制御できないことが病気なのです。私なども躁状態のときのことを思い返しては「なんであんなことをしてしまったのだろう」と後悔するのですが、意志でどうにかできるものではありません。

　もう一つ、「健常者」、つまり精神疾患にかかっていない人という意味ですが、「自分だけは精神疾患にかからない」と思っている感があります。「自分とは関係ない」「精神疾患をもつ人間は精神科病院に入れておけばいい」と目を背けようとしているのではないでしょうか。でも、実際には精神疾患はだれでもかかる可能性のある病気なのに、自分はかからないと思っている。「偏見」というのは結局、そういうことだと思います。

加藤　がんや認知症の話だと、政治家の方たちも「自分もなるかもしれない」と理解してくださるようなのですが、精神疾患というのは自分の問題として捉えにくいのですね。一方、実際に体験された方のお話を伺う機会はとても少ないと思います。そういった悪循環があるように思い

20

ますが、丹羽先生はどのようにお考えですか。

丹羽　その通りですね。当事者の立場からは世間の無理解や偏見を残念に思う気持ちが強いと思います。しかし一方では、当事者自身の中にもそういう部分があって、自信を失くしてしまったり、自尊心が傷ついてしまったりして、社会参加の方向に進む勇気がなかなか湧いてこないという側面もあるのではないでしょうか。回復を考える上では、精神疾患に限らず「障害」があってもなくても、1人の人間として希望をもって社会参加していく生き方を、すべての方が身につけることが重要なのではないかと考えます。それは「リカバリー」という言葉で表現されますが、なんらかの理由で自信を失くしてしまったり、引きこもってしまったり、そういう主観的な障害から回復するためには当事者だけでなく医療者も一緒に努力する必要があると思います。

※リカバリー recovery：精神疾患をもつ人が、自分の生き方について夢や希望をもち、それを主体的に追求すること。

■ 画期的な診断・治療法開発への期待

加藤　偏見を解消するためには、脳のどの部分がどのように障害されて生じる病気なのかということを、正しく理解することがなにより大切だ

と思います。現在、精神疾患は会話や行動に現れる形でしか診断できませんが、たとえば画像や数値など目にみえる形で診断できるようになると、そのことだけでも偏見の解消につながっていくのではないかと考えます。

精神医学の歴史を振り返ると、画期的な進歩は、1950年前後にみられました。当時、抗精神病薬の原型やリチウムなどが発見され、その後は、それら発見された薬を少しずつ工夫し改良する緩やかな歩みであり、画期的な薬はできませんでした。その理由は、原因を解明し、それ自体を治すような薬を開発する試みが成功していないことにあります。現在、世界の大きな製薬会社が、今後、向精神薬の開発から手を引くことを表明しています。なかなか画期的な薬ができないために撤退していく会社が多く、現在の研究方法には限界があるということでしょう。

近年、精神疾患のゲノム研究などでは、DNAの問題と精神疾患の関係性が次々と解明されてきていますし、それを基にした動物モデルの作成が進んでいます。動物モデルを詳しく調べていけば、精神疾患の原因となっている脳の変化について、顕微鏡でみえるレベルまで発見することが可能だと思います。しかし、動物モデルで分かったとしても、実際

精神医学の画期的な進歩…
1949年
・リチウムの抗躁作用発見
1952年
・クロルプロマジン（抗精神病薬の原型）発見
・アメリカ精神医学会「精神障害の診断と統計の手引き」(DSM) 発行
1958年
・イミプラミン（最初の抗うつ薬）発見

ゲノム研究…生物の設計図である遺伝子を解読して病気や体質の原因を明らかにしようとする研究。

の患者さんではどうなのか確認しない限り、原因を解明したとはいえません。つまり、動物モデルでみられた細胞レベルの変化が患者さんの脳でも認められるのか確認することが必要不可欠なプロセスとなります。精神疾患の原因について神経細胞の変化が明らかになれば、後は動物モデルを使って画期的な治療法やその脳病態を画像診断する方法を開発することができるでしょう。そして開発された診断法を使って、画期的な新薬の臨床試験をすることができます。現状の診断分類は、脳の病変に対応したものではありませんから、新しい診断法を確立した上で、特定の脳の変化をもっている患者さんに対して、病変を直接治すような薬の臨床試験を行っていくことが必要です。

実はこれらの研究の舞台はほとんど整っています。ところがその中でネックになっているのが脳組織そのものの研究、つまり亡くなった患者さんの脳を調べる研究であり、画期的な新薬や診断法の開発まで辿りつけないというのが現状です。今後、脳組織を用いた研究を推進していくことで、必ずや精神疾患の画期的な治療法の開発が可能である、と私は一研究者として考えています。

当事者会としては、これらの苦しみを解消するためにどのような活動

動物モデル：人間の疾患と同じような症状が出るように作られた動物。動物モデルを使ってさまざまな疾患や治療薬の研究がなされている。精神疾患は他の疾患に比べて動物モデルを作るのが難しいとされている。

現状の診断分類：現在の精神疾患の診断には客観的な診断検査がなく、面接に基づいている。そのため、医師によって診断名が異なる場合もある。

を考えているでしょうか。

佐藤　精神疾患のつらさは、当事者でないとなかなか理解できないと思います。先ほど丹羽先生がおっしゃったように、自己偏見というものも確かにあります。自分の責任で精神疾患になったわけではありませんが、どこか引け目を感じたり、自己嫌悪したりしてしまうのです。そういったことも含め、病気のことを少しでも理解してもらうために、年輪の会では小規模ながら毎年講演会を開催するなど、当事者だけでなく、一般の方や家族会の方々にもぜひ聞いていただきたいと考えて広く精神疾患の啓発活動を行っています。

それと同時に、先ほど加藤先生が脳組織の研究の必要性について触れられましたが、生前にブレインバンクに登録しておいて死後に脳組織を提供することは後世の当事者のために残してあげられる、唯一最大の贈り物だと考えています。それにより新しい治療法が生み出される礎となるわけですから。後世の当事者の方には、名も知れぬ現在の当事者たちが遺した脳組織の研究によって、よりよい治療を受けられるのだということを実感していただきたいと思います。

ブレインバンク：亡くなった方の脳を集積し、研究に必要な試料として提供できるように整えておくシステムのこと。

## 福島ブレインバンクの取り組み

**加藤** 丹羽先生が福島でブレインバンクを運営されることになった経緯について教えていただけますか。

**丹羽** 私が医者になった昭和47年当時、統合失調症の大きな課題でした。脳内でドパミンの働きに異常が生じ発症する「ドパミン仮説」が提唱され、精神疾患の生物学的研究が進みはじめた時期でした。精神疾患の原因としては脳の働きの故障や心理的な要因、社会生活におけるさまざまな要因が重なり合って起きるものだと思います。しかし、治療の大きな柱である薬物がどのような作用機序でどの部位に効くのかについて、私が精神医学講座に入った頃は、まだ十分に分かっていませんでした。それを明らかにするためには、当然、脳の研究が必要だと思っていましたが、1960〜70年代の約20年間は精神疾患をもつ患者さんの脳組織の研究を進めることや当時の精神科医療の閉鎖性に対する批判が重なっていたのでしょう。一方、世界では脳組織を収集し、研究者に適正に配分して研究を促進するブレインバンクへの社会的批判が高まった。

福島ブレインバンク：(公) 福島県立医科大学医学部神経精神医学講座とNPO法人精神疾患死後脳・DNAバンク運営委員会が運営する日本で唯一の精神疾患研究のためのブレインバンク。

ドパミン仮説：統合失調症の発症要因に関する仮説の一つ。神経伝達物質であるドパミンが中脳辺縁系で過剰に働くために幻覚・妄想といった精神病症状が出ると考えられる。

1960〜70年代の精神科医療への批判：1960年代に欧米に拡がった「反精神医学思想」（精神病は存在せず、社会によるレッテルに過ぎないとする主張）が日本に紹介され、当時の精神医療改革運動と結びついて精神科医療

インバンクのシステムが動き始めていましたから、日本における精神疾患の病態・治療法の研究の遅れを感じ、悔しい思いをしていました。

現在、北米や欧州にはかなり大規模なブレインバンクのシステムが整備されています。残念ながら、日本を含むアジア圏では、さまざまな理由からそういったシステムが整備されてきませんでした。脳組織の研究は、確かにセンシティブな問題が絡む領域でしょう。だからこそ、当事者や家族の理解に支えられながら行う「共通の事業」であるということを、他の身体疾患に関する研究の場合に比べて、より一層認識する必要があると考えていました。

私が福島で仕事をするようになったのは平成4年（1992年）からですが、東京で仕事をしていたときにはあまり感じられなかった、当事者・家族と研究者の距離の近さを実感するようになったのです。福島の当事者組織は全国的にみても比較的早い時期に結成されていましたので、家族の集まりで一緒に話をしたり、勉強会に参加させてもらったりしながら交流を深めることができました。お互いに顔のみえる関係であれば、研究者の考えや気持ちを誤解なく伝えることができますし、研究者の一方的な思いではなく、当事者・家族と一体になってブレインバン

加藤　福島ブレインバンクの現在の状況について教えていただけますか。

丹羽　まず、ブレインバンクの運営における4つのポリシーについてお話させてください。1つ目は生前登録に基づいて脳組織を収集することです。治療で「インフォームドコンセント」が強調されるように、研究においても当事者に研究チームの一員として積極的に参加していただくことが重要だと考えています。2つ目は、研究者の一方的な思いにならないよう、実際の運営に当事者・家族に参加していただいて、それぞれの立場からみた倫理的な問題について審査することです。実際、倫理的な審査は家族会の代表者と学識経験者とで作る委員会で審議することになっています。3つ目は、申請に基づいて国内外の研究者に試料を提供して共同研究を促進するとともに、研究成果を当事者・家族に適切にフィードバックすることです。そして4つ目は、当事者・家族・研究者、そして一般市民の方々の精神的・財政的サポートによる運営形態にする

クを作れるのではないかと考えました。そのような当事者・家族との関係性に勇気づけられて、平成9年（1997年）から福島でブレインバンクのシステム運営を開始したわけです。

インフォームドコンセント：患者が治療や検査について十分な情報を得て理解した上で、本人の意志で納得して治療方針に合意すること。

ことです。

現在、生前登録していただいている方の数は158名（2013年11月現在）で、そのうち精神疾患をもつ患者さんは96名です。脳組織を研究する上では、患者さんの脳組織だけでなく、それと比較対照して研究するために健常者のものも必要ですから、できるだけ多くの方に生前登録をお願いしています。

ただし、生前登録をしていればそれでいいかというと、そうではありません。解剖は基本的にはご遺族の意思によって行われますので、生前登録は重要ですが、同時に家族に正しくご理解いただくことが大切です。万一、亡くなられたときには事務局にご連絡いただき、手続きを進めることになります。

現在までの献脳数は48名で、現時点では統合失調症の方が最も多く30名、双極性障害の方が5名です。ほかにもハンチントン舞踏病、アルコール依存症、パーキンソン病、認知症など、さまざまな疾患の方に献脳いただけるようになってきています。精神疾患をもたない方にも献脳いただき、少しずつですが、生前登録の制度が機能し始めていると感じています。

---

**福島ブレインバンク 運営上の4つのポリシー**

1. 生前登録に基づいた脳組織収集
2. 学識経験者および当事者からなる審議委員会による倫理的監視
3. 国内外の研究者への試料提供と共同研究、および当事者・家族への研究成果のフィードバック
4. 当事者・家族・市民・研究者による精神的・財政的サポート

脳組織や抽出されたRNAなどの研究者への配分にあたっては、運営委員会および倫理審議委員会に提出された研究計画を査読し、適正と判断された場合に提供することになっています。これまで国内のさまざまな施設に提供させていただき、研究成果は事務局が発行するニューズレターで報告するほか、年に1度、バンクの支持組織の総会に合わせて献脳者の御霊に感謝する慰霊祭を開催していますから、そこでも研究成果を報告してフィードバックさせていただいています。

現在、生前登録者は福島県内に限らず、全国にいらっしゃいます。そういう方々の貴重なご意思を生かすためにも、このバンクのシステムを全国で機能させていくための共同研究組織の構築が課題の一つです。

■ 全国規模のブレインバンク設立に向けて

**加藤** 福島ブレインバンクは先駆的な活動を続けてこられ、生前登録をされている方がたくさんいらっしゃいます。一方で、われわれ研究者の立場からすると、学術的に意義のある成果を出すためには、何十人という方の脳を調べる必要がありますから、

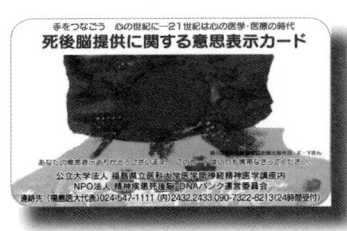

生前登録をされている方に届けられるニューズレター

ブレインバンクの意思表示カード

さらに多くの方々にご協力いただかなくてはなりません。われわれの研究室は2001年の開設直後から脳組織の研究を開始しました。当時はアメリカのスタンレーブレインバンク[*]という組織から脳を送っていただいていました。この組織はスタンレーさんという精神疾患にかかられた家族のいる篤志家の寄付によって作られ、E. Fuller Torrey 先生が初代の所長を務めました。この方も精神疾患にかかられた家族に試料として脳組織を配り、得られたデータは公共のものにするという活動をされています。

しかし、アメリカのブレインバンクですので、人種的な違いがあることは否めませんし、研究できる脳が枯渇しつつあるという現状があり、今後、どのように研究していくか、世界的な問題になっています。その中で丹羽先生が福島で築き上げてこられたブレインバンクを全国展開していく必要性を感じていますし、政府もブレインバンクの重要性は認識していると思います。実際、1度はブレインバンクなどの脳研究の基盤を作るための準備調査研究が予算化されたことがあり、私も関係していたのですが、実際に準備調査をしていただいて分かったことは、ブレインバンクを作るというのは、橋や建物を造ることとはまったく違って、

[*] スタンレーブレインバンク：The Stanley Medical Research Institute (スタンレー医学研究所) の一部に1994年に開設された。

お金があればできるという性質のものではないということです。先ほど丹羽先生がお話になった通り、当事者・家族・研究者が互いの顔がみえる関係の中で、ともに手を携えて作り上げていくものだということを実感しました。

今後、全国組織のブレインバンク設立に向けて、どのような方向性が考えられるでしょうか。

丹羽　当事者や家族との連携はもとより、研究者同士のつながりも大切です。研究者同士が互いに連絡を取り合いながら、1つの方向に向かって自ら努力していかなければ、このバンクのシステムを有効に機能させることはできないでしょう。

現在、日本生物学的精神医学会と日本統合失調症学会にブレインバンク設立に向けた委員会が設置され、日本生物学的精神医学会の委員会は私が委員長を務めています。脳組織を集積する上で出てくるさまざまな問題を解決するための小委員会を作り、実際に作業を進めているところです。　参加者の状況は、すでに脳組織の研究を積極的に進めている施設もあれば今後取り組みたいというところもあってまだまちまちですが、すでに研究を開始している施設が核となって連携モデルを作り、少しず

す。それを広げていく形で国内のネットワークを構築したいと考えています。

先ほど佐藤さんがおっしゃったように、ブレインバンクに脳組織を提供するということは、世界でも"Gift of Hope"（希望の贈り物）と呼ばれています。献脳者の貴重なご意思と後世の人に遺された財産を有効に生かす取り組みが、少しずつ進みはじめています。

加藤　佐藤さん、当事者の立場から研究者への希望をお聞かせください。

佐藤　脳組織を扱う研究者には、その研究対象が、生前は研究者自身の脳と同じように自分で思考して感情をもっていた「その人そのもの」であることを考慮して、畏敬の念をもって研究に邁進して欲しいと思います。つまり、実験動物の脳とは違って、生前、本人を長い間苦しめてきた精神疾患の解明を願って託された「人間の脳」であるということを忘れないでいただきたいですね。いつの日か、すべての精神疾患の原因が解明され、精神障害者の苦悩がなくなる日が訪れることを望んでいます。

加藤　精神疾患の解明のためには、人間にとって一番大切な脳を研究しなければいけません。脳は「その人そのもの」ですから、研究者の側はそのことをよく肝に命じておくことが重要だと思います。佐藤さんから

---

### 福島ブレインバンク　―連絡先―

NPO法人精神疾患死後脳・DNAバンク運営委員会

〒960-1295　福島県福島市光が丘1番地
公立大学法人 福島県立医科大学医学部神経精神医学講座内

福島県立医科大学代表　TEL：024-547-1111（内線2432・2433）
神経精神医学講座　　　TEL：024-547-1331（ダイヤルイン）
　　　　　　　　　　　FAX：024-548-6735（神経精神医学講座内）
　　　　　　　　　　　事務局携帯：090-7322-8213・090-4636-0259

HPアドレス：http://www.fmu-bb.jp
Eメール：info@fmu-bb.jp

鼎談　なぜブレインバンクが必要なのか？

佐藤　亡くなった後の脳にも魂が宿るという、いわば宗教的な死後の世界を考える人も多いのですが、脳組織の研究で精神疾患を少しでも解明できることを考えると、ブレインバンクの意義は非常に大きいといえます。年輪の会では、全国規模のブレインバンク設立の礎となるように、精神疾患やブレインバンクへの理解と生前登録に向けて、これからも講演会や研修会等で啓発活動を行っていきたいと考えております。

加藤　本日は精神疾患の苦しみと、それを乗り越えるための脳研究およびブレインバンク整備の必要性についてお話を伺うことができました。今後、当事者と家族、研究者が手を携えてこれらの事業を進めていくことの重要性についてあらためて考える機会となりました。本日はどうもありがとうございました。

ほかの当事者の方々にメッセージはございますか。

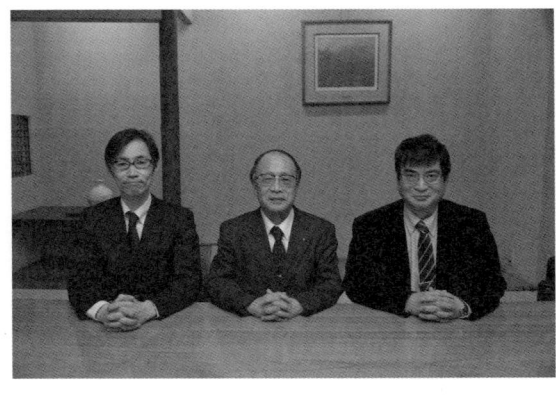

（左から）加藤忠史氏、丹羽真一氏、佐藤諦吉氏

# ブレインバンク
# 献脳登録者の声と
# ご遺族の思い

NPO法人精神疾患死後脳・DNAバンク運営委員会
事務局
大沼　裕美

## 福島ブレインバンクとの出会い

平成19年の夏、「福島ブレインバンク」の事務局員になってから、もうすぐ6年になります。医療とはほど遠い電機メーカーでのシステムエンジニアを経て、専業主婦を20年、2人の子どもを育て、下の子が中学3年の夏に部活動を引退し手がかからなくなったのをきっかけに、「何がしたいのか」と自分に問う中で、忘れられない人たちのことが心に浮かびました。

母親同士の付き合いや家庭の問題で心を病み、みるみる様子が変わる母親たち。その母親の変化に気付きながらもプライベートの問題としてかかわりを避ける周囲。妻は病気でないといい張るご主人と親の顔色をみて萎縮していく子どもたち。学校や幼稚園に相談してもどうにもならず、私はただ心配するだけでなにもできず無力で、お腹をすかせた彼女たちの子どもに内緒で食べ物を渡すことしかできませんでした。

「だれにも話せず、ひとりつらい思いを抱えている人の話を聞くことができないか」「障害者施設、特に精神疾患にかかわるボランティアはないか」とその手段を思案していたとき、福島県立医科大学（以下、福島医大）の精神科で人を探していると友人から聞き、出会ったのが「ブレインバンク」でした。アラフィフだったから出会えたのだと思います。

## 生前登録への呼びかけ

福島の精神疾患ブレインバンクは、平成9年に福島医大医学部神経精神医学講座が中心となって作られた、統合失調症をはじめとする精神疾患の

系統的脳バンクです。生きているうちに自らの意思で脳を精神医学の研究に役立てることを望む「生前登録」をすべての方々に呼びかけています。

ふと、この6年間にどれだけの方々とかかわってきたのだろうかと思い計算してみました。ブレインバンクの資料を請求された方が357名、そのうちご家族にも納得をいただいて生前登録に結びついた方は100名で、現在152名の方が登録をされています。多くの方々と電話で話し、メールを交わし、お会いしてきたのだと、総数をみてあらためて感じます。

「自分が死んだあと何かの役に立てないかネットで検索していたら、ブレインバンクを見つけた。こういう所があったらいいなって思っていたんですよ」「自分のように病気で苦しんできた人のためになるのなら、私の脳を役立ててほしい」「家族は反対しているけど自分が死んで灰になるだけなら研究に使ってほしいんだ。灰にされる前に脳をもって行ってよ」「身寄りがなく、入る墓もない。こんな俺でも役に立たせてよ。俺がいいっていってるんだから法律なんか関係ないよ！」と電話をくださった方々。中にはただ「寂しい、つらい、助けて」と泣き声だけの電話もあり、つらい想いがずっしりと伝わってきます。

「家族同意」という避けることのできない条件で正式な生前登録ができない方もいます。「自分の死後についての話を両親は聞きたくないといって、どうしても家族同意が得られないのです」「病気のことが原因で、両親とも兄とも縁を切っています。家族同意をしてくれる人はいませんが、人生、そう役に立ってもこなかったので、せめて最後くらい人の役に立たせてもらえないだろうか」「病気を理解してくれない主人とは家庭内別居状態なのでブレインバンクの話はしていません。

13

歳の息子は理解してくれたので、息子の同意では生前登録できませんか」「天涯孤独です。家族同意を頼める人なんかいませんよ。どうして自分がこれだけ望んでいるのに、承諾者がいないことで受け取ってくれないのかなぁ」と家族同意署名が空白の同意書を送ってくださっています。そういう方々には、万が一のときにブレインバンクへ連絡を入れたり、病理解剖の承諾をしてくれたりする家族の協力はなくてならないことをご説明しています。

家族同意の得られない方は残念ながら、正式に生前登録をすることはできませんが、家族同意の大切さをお伝えするとともに、お送りいただいた同意書は正式に登録された方々の同意書とともに事務局の保管庫で大切に保管しています。この方々には、「もしものとき、協力してくださる方がいらっしゃるかもしれないので、福島ブレイン

■ ブレインバンクへの期待

では、ブレインバンクによって研究が進んで創薬などにつながることで、未来の患者さんが少しでも穏やかに暮らせるよう身をもって助けたいと願う人たちの思いを聞いてください。

70代女性 元教師・健常者の方より

生徒たちのことで無我夢中だった教師生活を早期退職して両親の看護介護を約10年、両親を看取り終わった5年前、自分自身の「終末期」の準備の必要性を感じはじめたとき、「将来は医者になるんだ！」と意気込み夢見ていた中高生時代の自分を思い出しました。「私の脳が精神疾患原因究

明に少しでも役立つのであれば、それはそれで生への一端を担うことになるのではないか」との思いでブレインバンクの生前登録を決断しました。もちろん、献体や臓器提供も選択肢の一つでしたが、この歳まで疾患として治療を受けたことのない部位は脳と耳と肝臓しかないので、ならばブレインバンクと選択しました。

精神医学に関心を抱くようになった理由の1つ目は、教師をしていた頃、受けもった生徒の母親が統合失調症を病んでおり、時折訪問していましたが、あるとき生徒から「お母さんが会いたいといってるよ」といわれたものの時間が取れず、訪問できない間に自殺をされてしまったことです。

2つ目は学生時代の友人がご主人の問題で苦悩の末、アルコール中毒から精神に錯乱を来たし入院治療中のとき、「妻が会いたがっていますので遠方より申し訳ないのですが、病院まで会いにきてくださいませんか」とご主人からの要請にも応えられずにいる間に死亡の通知をいただいたことです。3つ目は親戚の者がうつ病を患い福島医大で治療を受けたことや、現在私が所属している教会に私と同年代の女性で若いときから統合失調症で入退院を繰り返し、投薬、リハビリ、病院のデイサービスや教会礼拝に参加している方がいることなどの体験が下地としてあったように思います。

現在私は、心と体を病む老若男女および認知症の高齢者の方々と真剣に向き合い、「喜び」と「感謝」の気持ちで「明日」へのパワーをいただいています。

40代女性　元看護師・統合失調症の患者様より

ある日、乳房にしこりをみつけ、がんの疑いをもったとき、自分の寿命についてあらためて考え、献体するつもりでいたことを思い出しました。医

学に貢献したいと看護の道に入り、この病気になりあきらめましたが、死んだ後でも病気の自分の脳が研究に役立つなら医学に貢献できると思い、自分の思いを形にしようとブレインバンクに生前登録を決めました。家族は、反対もなく、好意的に受け入れてくれました。

統合失調症を発症してから、「社会貢献をしなければ自分の価値がない」と思い、健康な人と張り合って生きてきました。生前登録をしているので、いつかだれかのために役に立てるという思いがあります。「早く死んだら、早く役に立てるかな？」と思ったこともあります。でも、生きていることが一番尊いことだと思うので、どんなときも希望をもって闘病したいと思っています。限られた命だから、しっかりと生きていかなければと思います。

ブレインバンクに登録することは、自分自身が病で悩んできたことを、同じように苦しむ人たちのために役に立てる一つの方法だと思います。一人の人間として生まれてきて、病と闘った証を残すことでもあります。苦しみを苦しみのままに終わらせず、他の人のために生かす道が、私にとってはブレインバンクです。

脳については未だに分からないことが多く、この先研究していただくことでこれまで難治であった多くの疾病に光明が当たる可能性があります。精神の病は偏見が強く、患者は非常につらい思いで生きています。社会の中で理解されることが必要だと思います。特別な人がなる特殊な病気ではなく、社会的に怖い病気でもないということを多くの方に知っていただきたい。たとえ病んだとしてもだれもが幸福に生きて充実した人生を全うできる寛容でおおらかな社会になることを念願します。

医学が進歩した今日も、原因治療法が分からない難病はたくさんあります。精神疾患もその一つです。かつて呉秀三が指摘したのと変わらず現在も、患者は病とともに社会の偏見や蔑視、周囲の人々の無理解からの孤独、そして自身の未来への絶望に苦しんでいます。精神の病を解釈するのに患者が口で物語ることからだけでなく、その人の細胞レベル・分子レベルで解釈なされたなら、まだ知られていない脳の仕組みや働き、そして病の成り立ちや回復の道筋が示されるはず。そんな希望を抱かせてくれたのがブレインバンクでした。

精神病は多くが若年で発症します。病により奪われるものは多く、その悲哀は本人だけでなく家族や周囲の人々も巻き込むものです。今日の、そして無念を抱えたまま人生を終えなければならなかったかつての多くの患者のためにも、脳組織を用いた研究により1日も早く精神疾患の原因治療法が解明され、副作用のない確実な薬の創薬に結びつくよう望みます。

50代女性　広汎性発達障害、気分障害、パニック障害の患者様より

私は13歳頃からずっと精神科にかかっています。20年前、人格障害とうつ病といわれ服薬しましたがまったく効かず、ものすごく苦しんできました。

中学校ではいじめにあい苦痛でした。勉強は大好きでしたが、英単語と人の名前だけはまったく覚えることができませんでした。進学校に進みましたが、2年生の冬に登校拒否。どうして通学できないのか分からないけど通えなくて、生きていることが苦しかったです。

大学に進学しましたが、入学してすぐパニック障害になり、不眠、頭痛の症状が出て欠席。結局、

2年で退学しました。学生時代、友達もできずよい思い出は一つもありません。

23歳で結婚。2人男の子をもうけましたが、子育てが大変で、不眠やイライラで薬は増える一方。その上、朝から酒におぼれて寝ていたときもありました。そして離婚。子どもは両親に育ててもらいました。30年も薬を変えたり増やしたりと薬づけでした。まったくよくならず絶望していました。

あの3・11は忘れられません。歯、ひざ、腰、頭、背中、舌に激痛が走り、寝たきりになりました。医師からは、PTSD、うつ病と診断され、その上、尿閉になり尿バッグを下げる生活になり地獄でした。不眠、イライラ、パニック障害が重なり、いたたまれずかかりつけの病院に駆け込みましたが主治医は不在でした。その夜、私はパジャマのまま4号国道に飛び出し自殺未遂を図り警察に保護され、初めて1週間入院。そして「尽くす手が

ない」といわれ退院。

その日、思いきって別の病院に行ったのですが診てもらえず、2度目の自殺未遂。確実に死にたかったので線路に立っていたのですが、また保護されてしまいました。

その後、父がありとあらゆる手を尽くし病院を探して入院。隔離室に40日いました。眠れず、体中が痛くて爆発しそうな精神状態でした。いまだに人の名前は覚えられないしパニックを抑えるのが大変なときもありますが、幸いよい主治医に出会えて自己コントロールができるようになりました。

私は50年、つらい思いばかりしてきました。私のような病気の人が1人でも多く早く治るように、よい薬ができるように、その助けになりたいと祈るような強い気持ちでブレインバンクに登録しました。両親は、私がブレインバンクの話をも

ち出すことさえ嫌がっていましたが、私の強い意志と、息子の同意、そして生まれ変わったような私の姿をみて賛成してくれています。

入院中、いろいろな病気で悩んでいる人をみました。4人部屋でしたが、私以外は統合失調症でした。でも「ブレインバンクに登録した」という私の話はあまり受け入れられませんでした。もっと多くの人に賛同され、社会的な認知がされるよう祈っています。

### 40代女性　統合失調症の患者様より

私は、現在42歳、発病は12歳、病気と向き合わざるを得なくなって、ちょうど30年が経ちました。ブレインバンクの存在を知ったのはだいたい十数年前、生前登録をさせていただいてからは丸4年が経ったと思います。

ここで時間をさかのぼって、まずはブレインバンクに出会うまでの私を少しお話します。病名は、統合失調症。子どもで精神疾患についてなど考えたこともなく、聞いたこともなかったので、病名やそれがある意味厄介な病気なのだと母に教えられても、「そうなんだ」というくらいの受け止め方でした。ただ、不安や被害妄想、食欲不振などの症状に耐えきれなかったので、服薬することでその嫌なことが和らぐのだと主治医と母に説明されて、服薬も割と抵抗感をもたなかったと記憶しています。

その後、作業所やフリースペースなど、いくつか行くようになったのですが、生活リズムを作れるようになるといった意味ではとても感謝する場所でしたが、楽しい気持ちになることはできず、一つの所が長続きはしませんでした。

私をその時々で助けてくれた人たちがいます。姉は母が私に「パジャマの上に洋服着てでもいい

し、暗くなってからでもいいから少しは家から外に出なさい」という言葉通りパジャマが少しみえる状態でスーパーに行くような私の姿をスケッチブックに描き、かぶってもいないヘルメットまで加えて描きました。ヘルメットは全体から完全武装のオーラが出ていたために足したそうです。言葉よりも視覚のほうが、その当時の私には分かりやすくとてもよかったです。

小学校からの同級生は、中学に行けなくなってしまった私に、毎日学校であったことを電話してきてくれ、２週間に１度図書館に誘ってくれました。これはあとから母が友達のお母さんに頼んでいたのだと分かったのですが、その当時の私には屈辱的でとても嫌なことでした。でもそれを断らなかったのはそんなことすらできないのかと思われるのが悔しいという思いです。そして、これがもしできないならこの先の予想できそうな大変さに耐えられるわけがないから、「とりあえず待ち合わせ場所に行けている私はまだ完全にこれを嫌だとは思っていないんじゃない？」という理屈を作り上げて行っていました。でも今思えば、友達の方が学校に行きながら、私に気を配り続けていたのですから、とても大変だったと思います。あまり昔の話をしているときりがないので、現在に近いところへ戻ってきてもう一つ。

私は７年前に結婚しました。主人も似た考えももっています。私と似た考えももっていますが、社会人になってからの発病だったり、もともとの性格がくよくよし過ぎないので、私が数年前に大きく再発して家事もなにもできなくなったとき、ドクターストップで実家に帰っていたのですが、数カ月して家に戻ってもなかなか布団から出られなくて、外に行きたがらない私に、「家の必要に買い物は全部代わりにするけど少しずつ前向きに

していきたいのなら、僕の飲まない牛乳だけは買ってこないからね」といわれました。つまり、コーヒーに牛乳を入れたいならば外に出なければ大好きなカフェオレは飲めないということです。そして、まとめ買いNGです。このリハビリは外出という苦痛の後にはごほうびのカフェオレがもれなくプレゼントされるので、大成功でした。
 病歴が長いのでたくさんのいいこと、悪いことがあったのですが、そろそろブレインバンクについて私の思っていることを書きたいと思います。
 一番最初に、脳組織のバンクがあると母が家族会の講演会で聞いてきたのだと思います。そのときは申し訳ないのですが、自分とつながりをもって考えませんでした。たぶんそれは今より身体が健康で、今より人間関係も良好に思えていた時期だったからかもしれません。けれど、自分でもなぜか分からないほど人との関係は年々悪くなり、

世の中も不況が止まらなくなり、私の住んでいる地域ではとても若い年齢や女性のホームレスが増えました。一方、私たちは障害年金を受けることができて、バスも市内なら無料、映画もいつでも1000円、携帯電話の基本料金だって半額、その他申請すれば受けられるサービスはたくさんあります。私はどんどん落ち込んでいきました。
 私自身は今までアルバイトをした経験も皆無に近いほどで、税金も免除、社会に生かされているのに実質的な社会貢献をしたことはありません。だから記憶に残っていたブレインバンクがふっと、浮かんできたのかもしれません。死後の世界も信じていないし、死んだあと頭を切られても痛くはありません。家族に反対する人もいません。おまけに、人生の最後の社会貢献です。これだけで、私の生前登録を迷うことなくできるすべての条件が揃いました。

ただこれからもっと研究や医学そのものが発展していくなかで、なってしまった病気への治療薬ももちろん必要ですが、ならないのが一番嬉しい。

今は、一部の障害や病気に対して出生前の検査ができると聞きます。でもこれもお母さんのお腹に次の命が存在する状態での検査だとすると、リスクが高い場合、本当に正常な判断ができるのか、実際できているのが気になります。そして、もし産まなかったとして、PTSDのようなことにならないともいい切れないと思うのです。でももう一方で、産む前から障害を抱えた子にかかる生きていくためのお金をもたない経済力の親もいます。

なにか論点が少しずれているような気もしますが、すごく短めに表現すると、血縁関係のDNAと、病気をもたなかった人のDNAと、病気をもっ

た人のDNAで、リスクのパーセンテージが分かるようになればいいのになと思うんです。

そうすると、「じゃあ日本はやっぱり子どもが増えないね」という発想になりそうですが、ここでまた薬に戻るのですが、将来、病気になる可能性が高いと分かっていれば、「幼少期から予防的治療がはじめられるのではないのかな？」と思ってしまうのです。

「そんなお金がどこにあるの？」といっている私自身がちらっと思いますが、それでも子どもが少なくて、働くことが難しいから本来社会の中心的になるはずの若者がケアを受けなければ生きることもままならなくなるといった状態よりは、費用も、メンタルも将来の希望ももちやすくなるような気がしてならないのです。

私が10代のときに50代前後の人たちからは、「あなたはいい時代に病気になった」とよくいわれま

した。そのときは何にも思わなかったことが、自分や主人がその年齢に近くなってきて、病院で若い人をみると同じように思うのです。

それはきっと、さまざまな研究や薬の成果だったり、心理的な部分に働きかける人との交流ができるところが、患者が選べるくらい数があったり、もちろんブレインバンクのような、ただ待っているだけでなく、積極的な活動などによるものだと思っています。

**60代男性　うつ病患者のご家族より**

うつ病の苦悩やつらさは、周りの人々にはなかなか理解してもらえない。しかし、うつ病を患った人の身近にいる家族は、その苦悩、つらさをともに味わうことになる。うつ病の困難さに、未来の希望を失ってしまう家族がいる。うつ病を心の風邪と多くの人はいう。しかし、私は心の「がん」と呼ぶことにした。

妻のうつ病との付き合いは、かれこれ20年近くになる。うつ病は鉛のように体が重くテキパキと家事ができず疲労感、不安感、イライラもある。時々パニックにもなる。夜になってもなかなか眠ることもできない。肩、腰、足が痛いなどの不定愁訴が限りなく続く。頻尿と残尿感にもさいなまれる。そして最も状態が悪いときには自分の命さえも破壊してしまう行動に出る。

ある年の10月の寒い日に自らの体を川に投げた。幸い川の水が少なかったため一命を取り止めた。「死にたい！さようなら」の妻からの電話に駆けつけたとき、ずぶ濡れになっていた妻の姿を今でも忘れることができない。走っている車の後部座席から飛び降りたこともある。この20年の間、妻は13回もの入院をし、うつ病の再発を繰り返してきた。

私の家族は、一時4人であったが、私は28歳で、妻の姉は60歳で亡くなった。娘は境界線人格障害、妻の姉は統合失調症だった。娘は自ら命を絶ったが、娘を救うことができなかったのは今も悔やまれてならない。涙が枯れ果ててしまうほどの出来事だった。

ところで「うつ病」はなぜ治らないのか？ 数種類の薬を飯を食らうように飲んでいるのになぜ治らないのか？ この素朴な疑問にだれ一人答えてくれる人はいない。現代の医学でも完治は難しいようなのである。

こんなときに出逢ったのが福島医大のブレインバンクの活動である。脳組織の研究を進めることにより、新薬や新しい治療の開発が望めるとされる。その主旨にすぐに賛同した。私たちにとっては一筋の光が差し込むと同時に一つの希望にもつながるように思えた。ブレインバンクの生前登録

に決意した。

ここで国に提案してみたい。うつ病をはじめとして精神疾患は近い将来、社会に対し最も影響のある病とされる。患者本人もさることながら家族も疲れ果てている。救ってほしいと心底思う。

日本は欧米諸国と比較し、脳組織の研究は大幅に遅れているとされる。わが国も早急にうつ病その他の精神的疾患と真剣に取り組んでいただきたい。現状を把握し、解析するとともに研究対策を迅速に着実に効率よく進めていただきたい。

最後に福島医大のブレインバンク活動に携わる人々に心からの感謝の意を捧げるとともに今後さらなる活躍を期待しています。ブレインバンク活動が成果を上げ、新しい薬や新しい治療法ができることを強く望みます。ブレインバンク活動が未来の人々の大きな贈り物になると！ もしかしたら、妻のうつ病に間に合うかしら？ 私たちも大

きな希望をもって生きたい！と思うのです。

他にも生前登録をされた方から事務局に届くメッセージがあります。

「研究に役に立つ脳でいたいから、タバコを止めたよ」

「どうでもいいと思って生きてきたけど、最後に役立てるという目標ができた」

「研究者の一員になるんだったら恥ずかしくないように生きなくちゃ！」

「自殺して死んだら、『ありがとう』って受け取ってくれないんだよね。それじゃあ、いやだから人生全うしてみせるよ！」

「いつ死んでもいいように、生きるね」

時には、「事務局員さんが元気でいてくれなきゃ！頑張ってよ！」と。

生前登録をされている方から、研究に役立ててほしいと脳のCT画像や検査データなども届きます。これらは、生前登録の同意書と一緒に事務局に大切に保管されています。

そして、脳組織をご提供いただいた方は46名となり、そのうち17名の方のご提供に立ち会わせていただきました。ご家族は、大切な方を亡くされたご心痛のさなか事務局に連絡いただき、ご提供者と一緒に福島医大までお越しいただき、必要な手続をしてくださいます。提供が行われている間に、ご提供者と過ごした日々の思いを話してくれます。17名のご家族の生きざまはそれぞれ違いますが、かすかな望みと失望を繰り返しながら生きてきた方々の葛藤の日々を過ごされた思いと、未来へ希望を託す願いは同じように思います。

## ご遺族の思い

**「最後に母子の時間をいただけた」**

あるご遺族が、亡くなられた場所から福島医大まで解剖のために搬送する車の中で、亡くなった息子さんの好きな曲を一緒に聞きながら、横たわる息子さんと話をしたそうです。「息子とゆっくり過ごすことなんてなかったから、最後に母子の時間をいただけたこともありがたかった。脳提供を考えなかったら、親戚や葬儀社の流れに巻かれて2人の時間なんてなかったと思う」と話してくれました。

そして何も手に付かずだれにも会いたくない日々を過ごされた後、「子どもが亡くなったパニックの中でブレインバンクに連絡したのにもかかわらず、先生方のすばらしい連携により提供できたこと、かかわってくださった皆さんに感謝しています。子どもに、ややこしい、沢山の病名がついていましたが、これも国内外の先生方のよい研究材料になるかと思いましたら、よかったのかなと思います。まだ涙が出ませんが、しっかりと静かな老後を送ります」と話してくれました。

今は、息子さんの気配を感じられる場所で穏やかに過ごされています。先日、5年ぶりにお会いする機会がありました。ご体調を悪くされていたようでしたが、お元気な顔をみせてくださり、「久しぶりに友人に会ったよう」といってくださったのが、なにより幸せでした。

「このまま灰にしたら、天国でお父さんに怒られちゃう」

「主人が元気だったとき『死んだら献体をしたい』といっていたけど、真剣に取り合わず聞こえ

ないふりをしていたんです。でも、認知症が進み自分で食べ物を取れなくなってきて主治医から胃ろうを勧められ死が迫っていると実感したとき、ふと思い出して。『このまま灰にしたら、天国でお父さんに怒られちゃう』と思い、献体とブレインバンクのどちらに貢献しようか悩んでいる」と電話をくれた60代の奥様。検討された結果、「認知症になったんだから認知症の研究に役立たせてもらいたい」と連絡をいただき、入院されている病院へブレインバンクの医師2人と事務局員でお伺いし、ご主人のご病状を確認し、奥様にブレインバンクの主旨をよく理解していただきました。
 「生前からブレインバンクの皆さんとかかわり、ゆっくりと納得して提供ができたので安堵しました。あの世に行ったらお父さんに顔を合わせられます」と提供された翌日、棺に横たわるご主人の横で話してくれました。奥様も看病疲れでしばらく体調を崩されていましたが、ダンスにお料理と多彩な趣味をもたれ、子ども、孫、友人たちに励まされ元気になってきています。

 「本人もきっと喜んでいると思います」
 「この度の夫のブレインバンク提供に対しまして、いろいろとお手数をお掛け、そして親切な対応にありがたく感謝しております。夫も自分の希望を叶えられてきっと喜んでいると思います。お陰さまで無事法要も終わり、今ほっとしているところです。本当にありがとうございました」。このお手紙を届けてくださったご主人の意思を尊重し、提供に生前登録をされたご主人の意思を尊重し、提供にご協力をしてくださいました。

 家族の突然の死に驚きながらも、「どうして発病したのか？」「治療や服薬はどうだったのか？」

「生前の臨床情報も分析して研究に役立ててほしい」と、この病気の研究が進むことを願い連絡をくださった方もおられます。

ブレインバンクでは、ご家族の承諾をいただいた上で、生前に受診されていた病院へ臨床情報の提供を依頼し研究の大切な資料とさせていただいています。

■ 一人ひとりの思いを大切に届ける
「未来への贈り物」

福島ブレインバンクでは毎年5月に福島医大において、ご提供いただいた方々への感謝と哀悼の意を表す慰霊の儀を行っています。今年も数名のご遺族がご参列くださり、生前登録者の皆様、賛助会員の皆様、ブレインバンクスタッフとともに献花をさせていただきました。

慰霊の儀に初めて参加された生前登録者の方がおっしゃった言葉です。

「私は友だちも少なくて、自分の葬儀は寂しいんだろうなって思ってたけど、同じ思いの人たちが毎年献花して冥福を祈ってくれると思ったら、生前登録してよかったって温かい気持ちになれました。祭壇の準備をしているところをみていたのですが、丁寧で流れるような身のこなしで献花台を作られている方たちをみているだけでとても癒されました」

これからも、一人ひとりの思いを大切に受け止め、未来へ贈り物を届けたいと思っています。

※本文中の登録者数、献脳者数などは2013年6月現在のものです。

52

# ブレインバンク
## －人と人とをつなぐもの－

理化学研究所脳科学総合研究センター
精神疾患動態研究チーム チームリーダー
加藤　忠史

## はじめに

世界的には「がん」「循環器疾患」「精神疾患」が3大疾患と認識されている。現在、日本の全科入院患者数の最大を占めているのが統合失調症（17万人、13％）であり、長期休職の最大の原因がうつ病で、国民の40人に1人が、精神疾患のために治療を受けている。また、自殺者3万人といわれるが、これは亡くなる国民の40人に1人以上が自殺によるということであり、その多くがなんらかの精神疾患を患っている。

このように、精神疾患が人々の生活に重大な影響を及ぼしているのはいうまでもないはずだが、こうした問題に対し建設的な対策が進む気配が感じられない。

むしろ昨今の報道をみると、不適切に多くの投薬がなされ患者が副作用で苦しんでいる、医者ごとに診断が異なりとりあえず薬という画一的治療であるあるいは逆にとりあえず薬という画一的治療が行われている等々、精神医療を批判する声は後を絶たない[1]。

しかしこれは、医師や製薬企業を責めれば解決するような問題なのだろうか。

治りにくいうつ病の存在に対して、「問題のある医師が多いから」と批判するメディアの論調は、すべては社会に原因があると考える反精神医学のバリエーションにもみえる。現状の抗うつ薬が万能であることを前提にしたような議論は、建設的ではない。医師も現在の医療には限界があることを率直に説明すべきだろう。

精神科医の力量不足と責めるばかりでは、問題は何も解決しない。精神科ではいまだに他科のような診断検査がなく、面接で診断するしかない。

54

このような現状を変え脳を検査して病変の性質に合わせて治療するという、医学としては当たり前のことを精神医学も目指すべきだ。

もちろん、すべての精神疾患が「脳の病気である」と主張しているわけではない。ただ、脳に病変がある人と、むしろこころの悩みに近い人とを、現状の面接による診断のみで見分けるのは困難なのである。

■ 精神疾患の10年

これまで脳は、他の組織に比べアクセスが困難であるうえ複雑な臓器であるため、その理解が遅れてきた。

100年前、その時点の神経病理学的研究において脳に所見があった疾患が現在神経疾患と呼ばれ、所見がなかった疾患が精神疾患と呼ばれるよ

うになった。裏返せば、精神疾患研究は最初から「脳に所見がない」というスタート地点から出発しなければならなかったのだ。

しかしこの20年で脳科学は急速に進歩した。いよいよ精神疾患解明のときがきたのである。ネイチャー誌が、2010年の第1号で、「精神疾患の10年 (Decades for Psychiatric Disorders)」[2]という原稿を掲げ、今後10年が精神疾患解明のときだと高らかに謳ったことは、精神医学関係者にとって大きな驚きであるとともに、大変勇気づけられる出来事であった。

ところが、日本の精神疾患研究は必ずしも順調とはいえない現状にある。わが国はがんや循環器疾患、そして脳科学でも世界2位～3位の論文数を誇る医科学大国であるが、こと精神医学に関しては4～8位の論文数しか発表されていない[3]。

わが国で精神疾患研究が進んでいない理由は、

大学紛争後、長年続いた精神医学教育・研究の停滞の影響や、厚生労働省の精神障害者に対する福祉施策と文部科学省の基礎研究のはざまで、精神疾患の生物学的な研究が取り残されている現状があげられる。また、今も精神疾患に対する誤解・偏見はなくならず、こころが弱い、あるいは社会が悪いというように、生物・心理・社会の3因子のうち、心理・社会ですべてを理解しようという風潮が強いことも問題だろう。

こうしたことに加え、現在の精神疾患研究はDNA研究と脳画像研究が中心であり、病気を起こしている現場である脳そのものは十分に調べられていない、ということが大きな問題である。

■ なぜ脳組織研究が進まないのか

脳そのものを調べる、つまり亡くなられたあとの脳をいろいろ調べるわけである。これを脳組織研究と呼ぶが、わが国ではこれが十分に行われていない。

なぜ脳組織研究が進まないか。それはずばり、調べる「脳」がないから、というのが研究者の声である。

実は、日本生物学的精神医学会におけるアンケートで、多くの学会員が「脳があれば研究したい」と回答している[4]。また、筆者の勤める脳科学総合研究センターで以前行われた調査でも、現在ヒト脳組織研究を行っている研究者は多くない一方で、研究できる脳があるなら研究してみたいという人は多いのである。

一方で、自分が苦しんだのと同じ病気に将来かかった人のために、自分の脳を献脳したい、という意思を表明される患者さんも少なくない。病気を解明してほしいという患者さんやご家族の方々

がおられ、協力してもよいという患者さんもいる。そして脳があるなら研究したいという研究者もいる。にもかかわらず、実際には、研究は進展していない。亡くなった患者さんの脳を大切に保存し、研究に役立てる仕組みが、いまだないからである。

■ 精神疾患研究の成果

そもそも、脳組織をなぜ調べる必要があるのだろうか。統合失調症では画像研究によって、発症前から海馬や側頭葉の体積が小さく、発症前後に前頭葉、帯状回などの体積が減少していくことが判明しつつある[5]。しかしなぜ、発症前後に脳体積が減少するのか解明されていない。こうした分子・細胞レベルの脳病態となると、MRIだけでは解明できない。もし脳組織研究によりこうしたメカニズムが解明されれば、病気の進展の予防、

さらには発症の予防も可能になると期待される。うつ病では抗うつ薬の研究と動物実験から、ストレスで神経細胞が萎縮し抗うつ薬がこれを回復させるという、うつ病の神経可塑性仮説が提案されている[6]。しかしながら、これは今もまだ仮説に過ぎない。なぜなら、うつ病の患者さんで神経細胞が萎縮しているかは、実はほとんど調べられていないからである。

うつ病といってもさまざまな亜型があり、実際に神経細胞が萎縮するような病変をともなう患者さんから、むしろこころの悩みに近い患者さんで、さまざまな人が現在の診断基準では「大うつ病性障害」と診断されていることだろう。実際にはどのような脳病態なのか、非侵襲的にこうした脳の異常を診断し、その病変を直接治療する方法を開発することにより、現状では手探りといわざるを得ないうつ病診療をより科学的で客観的なも

のへと進化させることができるはずである。気分障害をともなうことのある、まれな遺伝病の原因遺伝子がみつかっている。われわれはこの遺伝子を導入した双極性障害のモデルマウスを作製し、このマウスの行動量が周期的に変化しリチウムにより安定化することを観察してきた。現在はこのマウスにどのような脳病変がみられるのかを探求しているところである。これまでの研究から、おそらくこのマウスでは感情の制御にかかわる脳内の小さな部位の細胞が障害されているのではないかと疑っている[5]。

もしこの所見が双極性障害の患者さんの脳組織研究で確認されれば、脳病変に基づいて病気を定義することが可能になるはずである。さらにはPETなどの脳画像法による診断法の開発や、失われた細胞の機能を補う根本治療の開発を目指すことも視野に入ってくる。双極性障害の診療は飛躍的に進歩するはずである。

■ なぜ精神疾患患者さんの脳が調べられてこなかったか

しかしながら、現状ではこうした研究には限界がある。脳をみても診断できない病気が精神疾患と定義され、病気の診断は精神病理学的に行われることが100年近く前に定まった。以来、死因究明あるいは死後診断の目的での脳の病理学的検討は、精神疾患ではほとんど行われなくなってしまっており、精神科の医師も病理学的検討にはあまり関心をもたないのが現状であろう。

そもそも精神科の患者さんが精神科で亡くなることは少ない。もしそのようなことがあったらそれは事故に近い状態であり、研究どころではない。また自殺で亡くなった場合、遺族の同意なし

58

ブレインバンク ― 人と人とをつなぐもの ―

に解剖が行われる場合もあるが、精神医学研究はもちろん遺族の同意に基づいて行われる、というギャップがある。多忙な法医解剖の現場において、わざわざ遺族の同意を得て精神科の研究に協力するというのは、並大抵のことではない。

■ ブレインバンクとは

このように精神疾患の解明には脳が必要であるにもかかわらず、今のままではいつまでたっても脳研究が推進される見込みがない。精神疾患の患者さんや健康な方々が亡くなられた際に、脳を大切に保存し、研究に役立てる仕組み、すなわちブレインバンクが必要である。

ブレインバンクというと、なじみがないかもしれない。要は、アイバンクや献体と、その精神は同じである。いや、一人の方が提供した臓器で救

える命は一人であるが、ブレインバンクに登録していただければ、世界中の何百万人の人が救われるかもしれない。

現在、日本で唯一の精神疾患に特化したブレインバンクが福島県立医科大学のブレインバンクである[7]。福島ブレインバンクは1997年に発足し、2014年で17年が経過した。丹羽真一教授をはじめとするスタッフの献身的な努力により、2013年11月現在、158名の方が登録され、48名の方からの献脳を受けているという。ただ、保存された脳は統合失調症が多く、うつ病、双極性障害などはほとんどない。また対照群（健康な人の脳）が少ないこともネックとなり、すぐに幅広く研究を展開するにはさまざまな問題もある。

また、凍結脳から一定の部位を切り出し研究者に分配するという作業は、膨大な労力と専門知識を必要とする。決して献身的な熱意だけで推進する

59

ことができる事業ではなく、長期的に安定した経済的基盤が必要である。

日本にある類似のシステムとしては、厚生労働省のリサーチリソースネットワークというものがある。しかしながら、精神疾患は少ないし、そもそもこれは国立病院間のみで情報をやり取りするシステムであり、基礎研究者がアクセスすることは困難である。このような場合は、ブレインバンクとは呼ばず「施設内コレクション」などと呼ばれる。

■ ブレインバンク設立に向けて

このような状況の中、現在、日本生物学的精神医学会のブレインバンク設立委員会がブレインバンク設立を目指した活動を進めている。このブレインバンク活動では、生前登録を重視している。

これは、生前の意志の尊重ということが第一にあるが、その他にコホート研究的な意味合いもある。

これまでの精神疾患の神経病理学的な研究では、たとえば脳組織で中脳腹側被蓋のドパミンニューロン（中脳黒質の、運動にかかわるドパミンニューロンと異なり、意欲と関係する機能をもつと考えられる神経細胞群）の変性がみられた症例のカルテをたどってみるとうつ病に罹患していた人が多かった、というような報告が散発的にある。この所見をみると、すぐにうつ病患者の何％が中脳腹側被蓋のドパミンニューロンの変性によるものなのか、という疑問が湧く。しかしながら、こうしたデータはまったくない。精神疾患の診断のゴールドスタンダードが面接による診断である以上、面接による診断を起点としたコホート研究的な形での脳収集が必須なのである。

## スタンレーブレインバンク

現在、世界的にみると、精神疾患における脳組織研究の多くがスタンレーブレインバンクのサンプルを用いた研究である。これはスタンレーブレインバンクが、真のバンクといえる活動を展開している数少ない組織だからである。海外の他のバンクの中には幅広く脳を集めているが、実際は広くサンプルを提供することはせず、ほとんど自施設での研究にしか使われていない、自称「バンク」というべきケースもある。

スタンレーブレインバンクでは司法解剖のケースで遺族の同意のもと、遺族への病歴聴取から生前の診断を調べている。研究申請があると研究内容を審査した上で、診断を知らせない形で送付し、生データと引き替えに臨床情報を提供し、生データの所有権はバンクに帰属するというシステムをとっている。そして彼らは、この生データの知的所有権を用いて利潤を得るどころか、すべての生データを一般に公開するという事業を行うことによって社会に貢献している。

筆者らも、これまでスタンレーブレインバンクのサンプルを用いて研究を行ってきたが、初めて脳を請求したときのことは忘れられない。筆者は初分与していただけたのは、結局1人500ミリグラムであった。脳組織は同じ重さの純金以上の価値がある、などと聞いたことがあるが、いうでもなく、純金に換算できないほど貴重なものである。そのことをそのとき初めて実感した。わずかな量に思えるかもしれないが、スタンレーブレインバンクは何百もの施設にサンプルを

送っているため、いくら600名以上の脳を収集した同バンクであっても、研究者の関心が高い領域の部位はすでに枯渇しており、他も枯渇しつつあるという。

以前、チンパンジーとヒトの遺伝子発現パターンを比較すると、肝臓では大きな差があったのに脳では大きな差はないのに脳では大きな差はない、という論文がサイエンス誌に掲載され注目された。肝臓はあまり進化していないが脳は大きく進化したためだ、という魅力的な論文であった。しかし、その後のスタンレーブレインバンクをはじめとする脳組織研究と、このときのヒトの脳の所見は、どうやら生前に長く病気を煩い、低酸素、虚血などにさらされたために脳のpHが低下し、遺伝子発現が変化したという要因が大きいと考えられている。これもスタンレーブレインバンクが、司法解剖のケースが多く、急速に亡くなった方が多かったために判明

したことだといえよう。

このように、ヒトでは生前の状態（Agonal Factor）が脳組織の遺伝子発現に与える最大要因であるため、病死以外の原因による方の脳も調べる必要が出てくる。

■ ブレインバンクの法的問題

現存する法律でブレインバンクに関係ありそうなものは、臓器移植法、献体法、そして死体解剖保存法などがある。脳は移植できないので臓器移植法はあまり関係がない。献体の登録者は全国で23万人とのことであり、今や希望しても献体できないほどの大きな運動となっている。しかしその目的が医学教育に限られている上、全身ホルマリン漬けを行うために、ブレインバンクには馴染まない。そして死体解剖保存法は、基本的に亡くなっ

62

た方の死因を究明することを目指した法律である。

死因究明目的の解剖には、診療中の死の場合に死因を明らかにする病理解剖、犯罪が絡む死において死因を究明する司法解剖、そして死因が不明の不審死の場合に行われる行政解剖がある。自殺は、筆者の観点では、多くの場合精神疾患に起因する病死と捉えることもできるように思えるが、現状では、法的には、たとえ精神科診療中であっても、病理解剖とはならず行政解剖の対象である。

いずれにせよ、疾患の原因解明を目指す研究については何も規定されていない。また、「標本の保存」の記載はあるが、「研究のために脳を使う」という定めがない。この法律にはバンク活動を保証するような内容は含まれていないのである。

とくに明らかな自殺など死因究明の必要がない場合に、バンクへの献脳目的で遺族の承諾で解剖

を行うことについては明確な定めはない。したがって、同法に基づく手続きに関して、指針を策定して確認する必要があると考えられる[8]。

現状では、脳に限らず、遺体の組織を研究に用いることに関して、何の取り決めもないため、長期的にみれば、遺体の一部の研究利用を定めた「バイオバンク法」があるとより安心だと考えられる。一歩間違えれば、組織売買のようなことが行われる危険があることもあり、将来的には、やはり公的な援助が必要であり、こうした活動には公的なブレインバンクの設立が必要であろう。

また、献体法では生前の意志を最大限に尊重し、本人が生前に希望すれば遺族が反対しない限り献体可能となっているが、ブレインバンクでは本人が登録していても、死亡時に遺族の同意が得られない場合もありうる。ブレインバンクでも献体法と同様に、生前の意思を尊重する仕組みの立法化

が期待されるところである。

また、診断や検査所見、治療内容などの臨床情報なしには脳の価値は大きく損なわれるが、こうした「故人情報」の持ち主はだれか、ということも法的には結論が出ていない問題のようである。

## ブレインバンク設立委員会による検討

このような状況の中で、日本生物学的精神医学会はブレインバンク設立委員会（丹羽委員長、他20名）を設置し、ブレインバンク立ち上げを目指し、活動している。

当面の目標は、学会による生前登録と各地域のブレインバンクの連携システムの構築である。事務局で生前登録を受け付け、大学病院等で面接診断、説明同意を行い、死亡時には遺族または病院から事務局に連絡してもらい、各ブレインバンクで解剖を行い保存してもらう、というシステムである。当面は生前登録を重視しつつ、遺族の同意に基づく解剖、献脳という形を併用することになろう。そして最終段階としては、公的なブレインバンクを設立し、生前登録の受付や研究申請の審査、そして脳の切り分け、保存、分配も含め、一括して公的ブレインバンクが行うというのが理想である。

こうしたシステムの実現のためには、ブレインバンクコーディネーター、ブレインバンク技術者などの養成が必要であり、解剖を行う病理医、法医学者、研究に適したグレードでの診断を行うための構造化面接を担当する精神科医、心理士など、多くの方々のご協力が必要である。

64

## 今後の課題

将来的には献体との連携や自殺を克服するためには、どのように研究を進めるべきかという点も検討が必要であろう。生前登録における自己決定能力の担保など、問題は山積している。

このように、リストアップすればするほど大変な事業に思えてくるが、基本的には、現在、すでに福島ブレインバンクで行われている活動を全国展開するだけであり、不可能なことを行おうとしているわけではない。

はじめに述べたように、病気を解明してほしいという患者さんやご家族の方々がおられ、協力してもよいという患者さんもいる。そして、システムがあれば研究したいという研究者もいるのである。ブレインバンクは、そうした患者さん、ご家族、医師、研究者、皆の思いを叶える、人と人とをつなぐものなのである。

### 文献

1 NHK取材班『NHKスペシャル うつ病治療 常識が変わる』宝島社、2009年
2 A decade for psychiatric disorders, Nature, 463: 9, 2010
3 加藤忠史「気分障害の生物学的研究の現状」『脳と精神の医学』17巻、319-331頁、2006年
4 水上勝義「精神疾患ブレインバンクの必要性—本学会のアンケート結果から」『脳と精神の医学』20巻、519頁、2009年
5 加藤忠史『脳と精神疾患』朝倉書店、2009年
6 加藤忠史『うつ病の脳科学—精神科医療の未来を切り拓く』幻冬舎新書、2009年
7 池本桂子、國井泰人、和田明、楊巧会、丹羽真一「精神疾患に関するブレインバンクの運営とその問題点」『精神医学』50巻、1015-1019頁、2008年
8 富田博秋「精神科ブレインバンク構築のための倫理的基盤」『分子精神医学』8巻、353-356頁、2008年

※この論説は、「ブレインバンク —人と人とをつなぐもの—」として『こころの科学』（日本評論社）152号、2010年7月号に掲載されたものを一部改変・転載したものです。

## 佐藤さんの熱意に思う ―あとがきにかえて―

現在、日本で精神疾患患者さんの脳組織を研究している研究者はごく少ない。これは主に、研究すべき脳が集積されていないためである。しかしながら、最終的には脳組織を調べない限り、精神疾患を解明できないことは、精神疾患を研究する者にとって、共通の認識である。本当に精神疾患を解明することを目指すのであれば、ブレインバンクを設立して脳を集積する必要があることは明らかである。そのことは政府も認識しており、2011年度には、文部科学省によりブレインバンク設立を目指した準備調査研究が行われたが、残念ながら、次の動きへとつながることはなかった。なぜこうした動きがうまくいかないのか考えてみると、結局のところ、研究者主導で行うべき活動ではない、ということに尽きるであろう。

最も大切な身体の部分である脳を、未来の人たちが精神疾患で苦しむことのないよう、死後に提供する、という崇高な行為は、研究者が提案するような性質のものではない。精神疾患を解明してほしい、そのために死後に脳を提供したい、という当事者の声なしに進むことはあり得ないのである。

2011年5月に、佐藤さんにもご寄稿いただいて『脳バンク 精神疾患の謎を解くた

めに』(光文社新書)を出版した。それとほぼ同時にブレインバンクの準備調査研究が始まり、機運が高まっていると思ったところ、準備調査が中途にて終了し、筆者は失意の中にあった。しかし、佐藤さんは、決してくじけることなく、ブレインバンクの講演会を行いたい、そしてブレインバンクの本を作りたい、と粘り強く活動を続けられ、ついにはこうして本が完成することとなった。

筆者が研究を志したのは、元々は心の謎を解明したい、という漠然とした動機からであったが、臨床研修初期の双極性障害患者さん達との出会いの中で、双極性障害という病気を何とか解明しなければ、と思うようになった。

そして、研究がうまく進まず、くじけそうになったとき、初心を取り戻させてくれたのも、佐藤さんの言葉であった。

佐藤さんの熱意に心から敬服するとともに、本書の出版を心から嬉しく思う。

2014年5月

加藤　忠史

## 福島ブレインバンク ―連絡先―

NPO 法人精神疾患死後脳・DNA バンク運営委員会

〒960-1295　福島県福島市光が丘1番地
公立大学法人 福島県立医科大学医学部神経精神医学講座内

福島県立医科大学代表　TEL：024-547-1111（内線 2432・2433）
神経精神医学講座　　　TEL：024-547-1331（ダイヤルイン）
　　　　　　　　　　　FAX：024-548-6735（神経精神医学講座内）
　　　　　　　　　　　事務局携帯：090-7322-8213・090-4636-0259
HP アドレス：http://www.fmu-bb.jp
E メール：info@fmu-bb.jp

---

## ブレインバンク　未来への希望の贈り物

2014年6月10日　第1版第1刷発行

| | |
|---|---|
| 編　集 | 佐藤　諦吉 |
| 監　修 | 加藤　忠史 |
| 発行者 | 高原　まゆみ |
| 発行所 | アルタ出版 |

http://www.ar-pb.com
〒151-0063　東京都渋谷区富ヶ谷 2-2-5
ネオーバビル 402
TEL　03-5790-8600　FAX　03-5790-8606

© Teikichi Sato, Tadafumi Kato　2014
ISBN978-4-901694-73-5 C0047　　Printed in Japan

JCOPY <㈳出版者著作権管理機構委託出版物>
本書の無断複製（コピー）は著作権法上での例外を除き禁じられています。
複写される場合はそのつど事前に㈳出版者著作権管理機構
（電話 03-3513-6969 ／ FAX 03-3513-6979 ／ e-mail：info@jcopy.or.jp）の許諾を得てください。